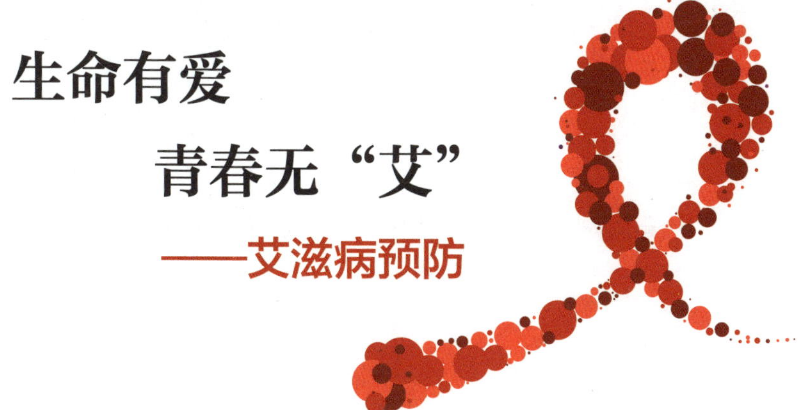

生命有爱
青春无“艾”
——艾滋病预防

中国劳动社会保障出版社

图书在版编目（CIP）数据

生命有爱　青春无“艾”：艾滋病预防 / 孙向菊，吴一波主编. -- 北京：中国劳动社会保障出版社，2023

ISBN 978-7-5167-6268-4

Ⅰ. ①生…　Ⅱ. ①孙…②吴…　Ⅲ. ①获得性免疫缺陷综合征 - 预防（卫生）- 青少年读物　Ⅳ. ① R512.910.1-49

中国国家版本馆 CIP 数据核字 (2023) 第 238093 号

中国劳动社会保障出版社出版发行

（北京市惠新东街 1 号　邮政编码：100029）

*

北京市艺辉印刷有限公司印刷装订　新华书店经销

880 毫米 × 1230 毫米　32 开本　1.875 印张　36 千字

2023 年 12 月第 1 版　　2023 年 12 月第 1 次印刷

定价：8.00 元

营销中心电话：400-606-6496

出版社网址：http://www.class.com.cn

http://jg.class.com.cn

本书编写人员

主　编　孙向菊　吴一波

副主编　林　铃　曹立君　王海龙

参　编　（按姓氏笔画排序）

王　林　王　瑄　王明宇　刘　洋　孙小楠

杨玉琪　佟羽婷　张　波　陈静茜　林　璜

葛　蒲　曾雷宵　蔡　林

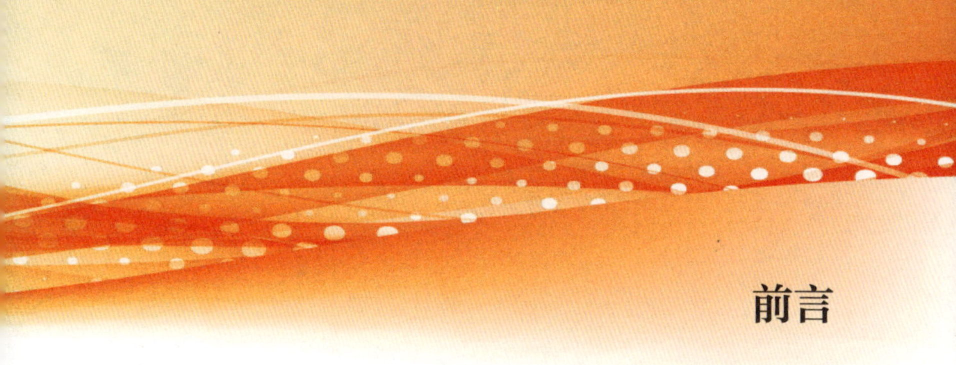

前言

我国自1985年首次报告艾滋病病例以来，艾滋病疫情逐渐扩散蔓延。艾滋病是人类历史上遇到的最为严重的传染病之一，它不仅严重危害人类的健康，还危害着经济和社会的发展。党中央和国务院高度重视我国艾滋病防治工作，制定了一系列有关政策，各级政府广泛进行宣传教育，大力开展疫情监测，积极推行行为干预措施，全面落实“四免一关怀”等政策。目前，在政府组织领导、部门各负其责、全社会共同参与的防治工作机制下，我国艾滋病防治工作正在有序开展，有效遏制了艾滋病的蔓延。

本书围绕“艾滋病离我们并不遥远”“高效抗‘艾’ 重在预防”“正视艾滋　迈向零歧视”三个专题，详细介绍了艾滋病防治的相关知识和应对措施，每个专题的内容深入浅出、通俗易懂。

我们希望通过对本书的学习，使同学们了解和掌握艾滋病防治的基本知识，理解和关爱艾滋病患者，参与和宣传艾滋病防治工作，共同实现世界卫生组织提出的“2030年全球终结艾滋病流行”的伟大目标。

目录

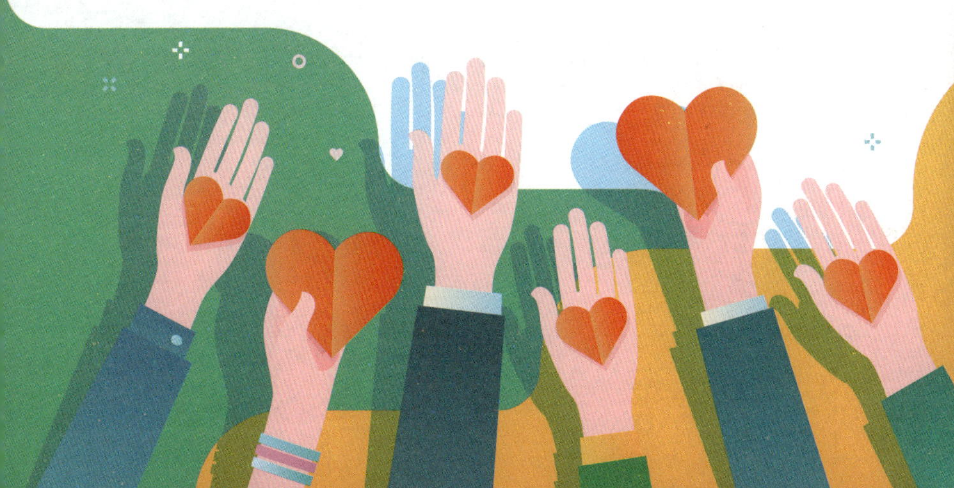

第一单元

艾滋病离我们并不遥远

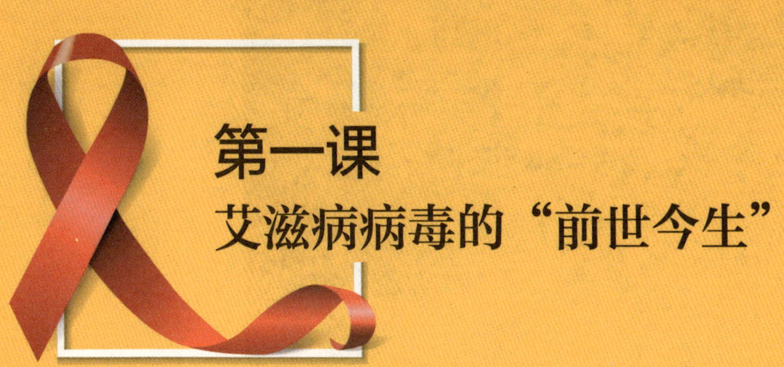

第一课
艾滋病病毒的“前世今生”

提起艾滋病，我们要从导致艾滋病的病原体——艾滋病病毒说起。艾滋病病毒横行世界多年，危害极大。尽管科学家们一直致力于艾滋病的基础和临床研究，但至今仍未研制出可以预防艾滋病病毒的疫苗和治疗艾滋病的特效药物，人类依然谈“艾”色变。

一、艾滋病病毒的身世之谜

艾滋病病毒的全称是人类免疫缺陷病毒，是一种包括两条单股正链的核糖核酸病毒。它可以攻击人体的免疫细胞，使人体丧失免疫功能。

艾滋病病毒包含Ⅰ型艾滋病病毒（HIV-1）和Ⅱ型艾滋

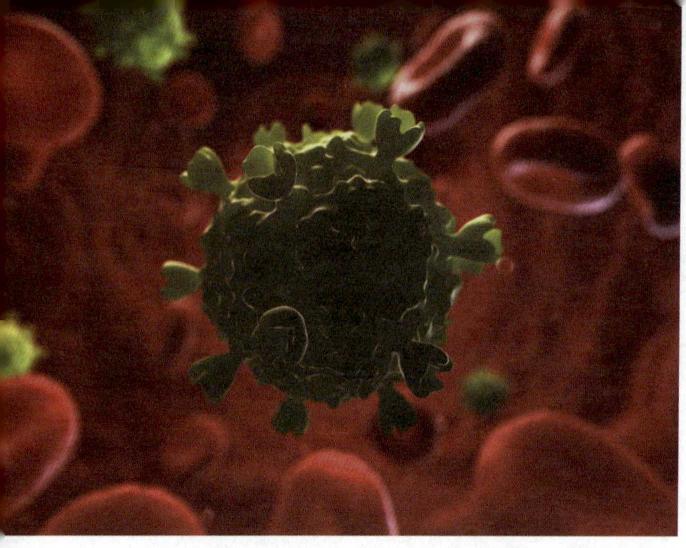

病病毒（HIV-2）。Ⅰ型艾滋病病毒的致病性较Ⅱ型艾滋病病毒强，而且已经在全球许多国家蔓延。Ⅱ型艾滋病病毒的毒性较弱，主要集中在非洲西海岸传播。

随着对艾滋病病毒的深入研究，人们普遍认为艾滋病病毒是动物（非洲的黑猩猩）在自然演变中产生的，在偶然的机会下由动物感染了人类。

在黑猩猩身上传播的艾滋病病毒，又是怎么跑到人身上去的呢？

现有的推测是：非洲当地人捕猎和屠宰黑猩猩时被猴免疫缺陷病毒感染，而猴免疫缺陷病毒在人体内经过演变，最终产生了现在的艾滋病病毒。因为从生物学理论基础分析，艾滋病病毒和猴免疫缺陷病毒极为相似。

二、艾滋病病毒的身影遍布全球

虽然艾滋病病毒已经被发现近 40 余年，其身世至今仍是未解之谜，但是它的身影已经遍布全球。

（一）全球艾滋病防治进展

2023 年 7 月 13 日，联合国艾滋病规划署在瑞士日内瓦发布一份题为《终结艾滋病之路》的报告。报告指出，2022 年全球有 3900 万艾滋病病毒感染者，新增艾滋病病毒感染者 130 万人，63 万人死于艾滋病相关疾病。截至 2022 年，全球约有 7930 万人感染艾滋病病毒，3630 万人死于艾滋病相关疾病。

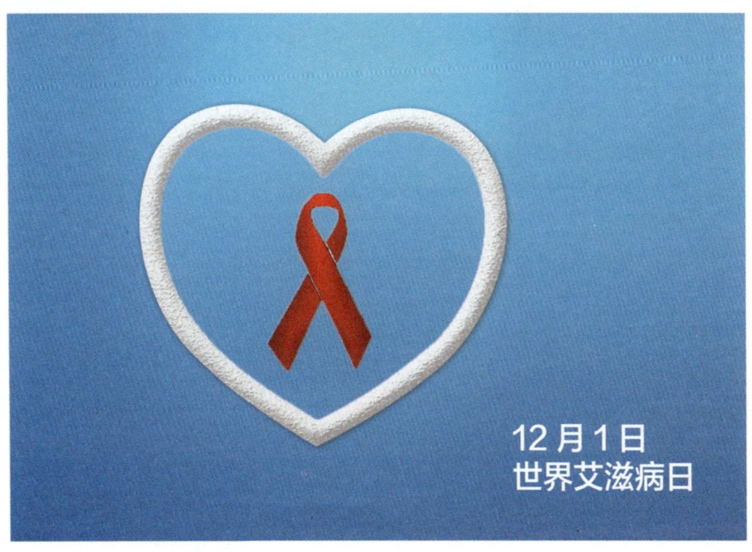

（二）中国艾滋病防治进展

根据中国疾病预防控制信息系统传染病监测数据，截至2022年年底，全国报告现存活艾滋病病毒感染者和艾滋病患者122.3万例（不含港、澳、台地区），其中艾滋病病毒感染者68.9万例，艾滋病患者53.4万例。数据显示，2020年全国新增15～24岁青年学生病例近3000例。青年学生已成为中国艾滋病防控工作中需要重点关注的人群。

2021年6月8日，联合国大会决议通过的“‘结束不平等现象并走上到2030年消除艾滋病的正轨’的政治宣言”承诺：将预防艾滋病作为优先事项，并确保到2025年，有效的艾滋病综合预防方案涵盖95%的感染风险者；2030年前实现“三个95%”目标，即：95%的艾滋病病毒感染者得到确诊，95%的确诊者能获得高效抗反转录病毒治疗，以及95%的接受治疗者体内病毒得到抑制；2025年之前消除艾滋病病毒母婴传播；将每年新增艾滋病病毒感染病例控制在37万例以下，将每年与艾滋病相关的死亡病例控制在25万例以下，并消除与艾滋病相关的一切形式的污名化与歧视。

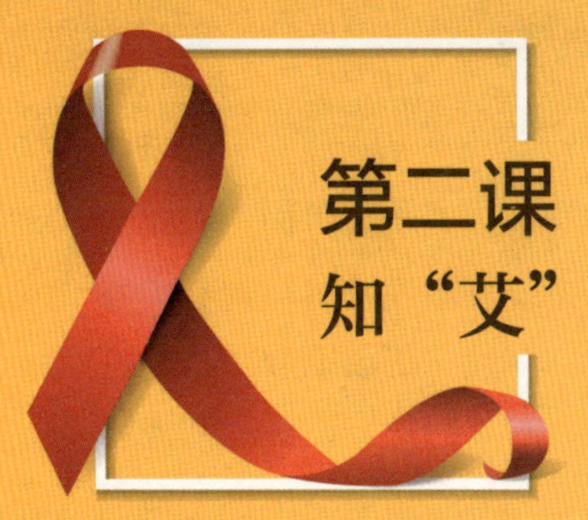

第二课 知“艾”才能更好地防“艾”

一、艾滋病病毒感染不同时期的主要症状

艾滋病病毒进入人体后，需要一定的时间进行自我繁殖。在开始阶段，艾滋病病毒感染者的免疫功能还没有受到严重破坏，因而没有明显的症状。当艾滋病病毒感染者的免疫功能被破坏到一定程度后，其他细菌和病毒就会乘虚而入。这时，艾滋病病毒感染者就成了艾滋病患者。从艾滋病病毒感染者发展到艾滋病患者需要数年时间。在这一过程中的不同阶段，艾滋病相关临床表现也是不同的。根据感染后的临床表现，艾滋病病毒感染的全过程可分为急性期、无症状期和艾滋病期三个时期。

（一）急性期

通常发生在初次感染艾滋病病毒的 6 个月以内。刚刚被艾滋病病毒感染时，人体的免疫系统会敏锐地感知到有“外敌”入侵，便会立刻“调兵遣将”奔赴“战场杀敌”。免疫系统在攻击艾滋病病毒的同时，会对我们身体正常的细胞和组织造成一定的急性损伤，再加上艾滋病病毒本身也会损害我们的肌体，因此部分艾滋病病毒感染者在急性期容易出现艾滋病病毒血症和免疫系统急性损伤的相关症状。

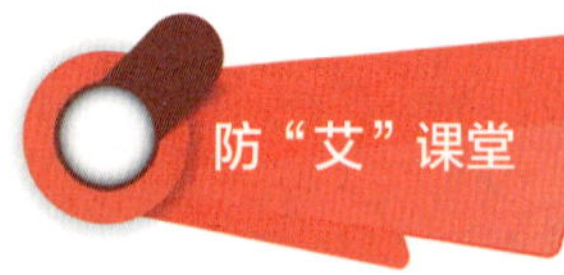

急性期症状表现以发热最为常见，伴有身体不适、头痛、盗汗、恶心、呕吐、腹泻、咽痛、肌肉痛、关节痛、皮疹、淋巴结肿大及神经系统症状。大多数患者临床症状轻微，持续 1 ~ 3 周后可自行缓解。

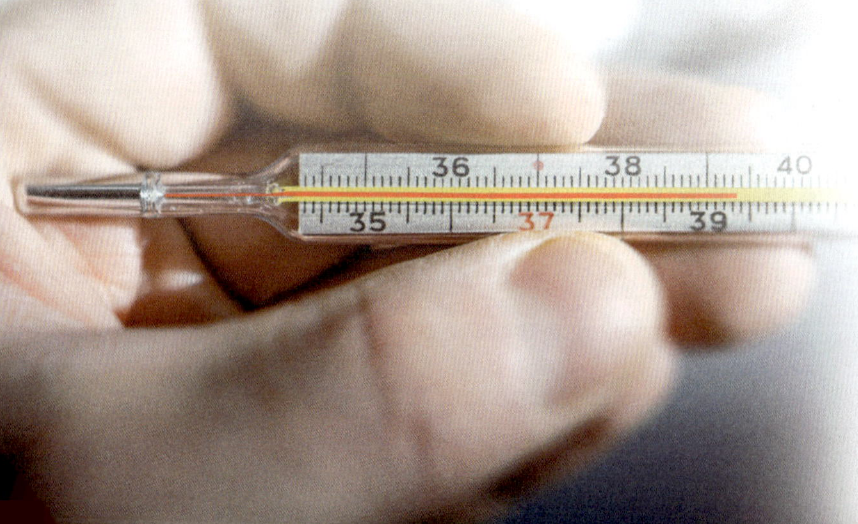

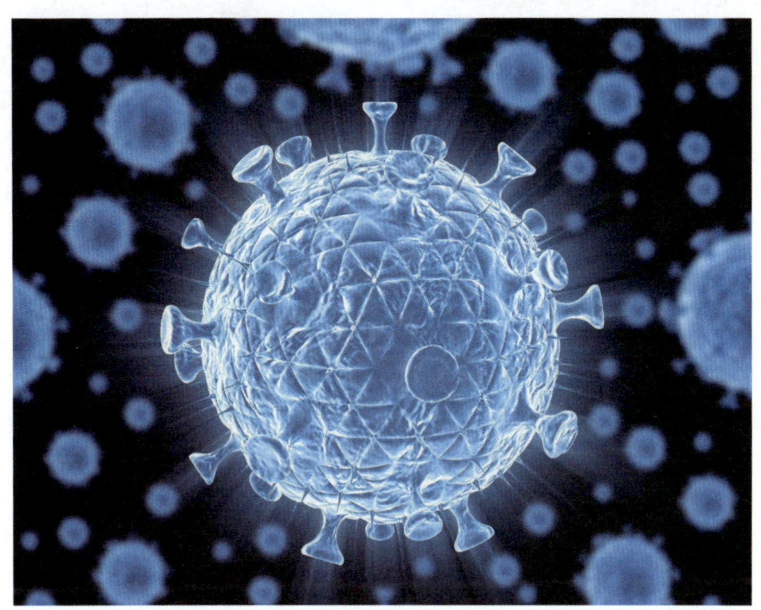

由于这些症状在日常生活中过于常见，所以不容易引起人们的注意，导致人们即使已经出现了一些征兆，也不容易联想到自己可能已经感染了艾滋病病毒。

（二）无症状期

这个时期的持续时间一般为 4 ~ 8 年，其时间长短与艾滋病病毒的数量和类型、感染途径、机体免疫状况的个体差异、营养条件及生活习惯等因素有关。需要注意的是，这个时期并不是一点症状也没有，只是这个时期的症状不是由艾滋病病毒直接引起的，而是机体免疫力降低间接所致。艾滋病病毒进入机体主要攻击的是在人体免疫系统中发挥重要作用的免疫细胞——$CD4^{+}T$淋巴细胞。$CD4^{+}T$淋巴细胞数量的降低使得人体对细菌、病毒及肿瘤丧失抵抗能力，各种疾病也就非常容易地找上门来。如果艾滋病病毒感染者的身体素质很好且机体免疫力较强，那么艾滋病病毒要想彻底破坏其免疫系统往往需要较长的时间，其间很可能没有明显的症状。所以，不同的人感染艾滋病病毒后，由于身体状况等差异，可能会出现不同的反应。

（三）艾滋病期

这个时期是感染艾滋病病毒后的终末阶段。在患者的免疫系统与艾滋病病毒多年的较量中，机体免疫力水平逐渐降低，体内$CD4^{+}T$淋巴细胞大幅度下降，直到一个很低的水平（小于200个/微升）。此时，患者再也经不起任何“外敌入侵”，一点点感染都可能致命。

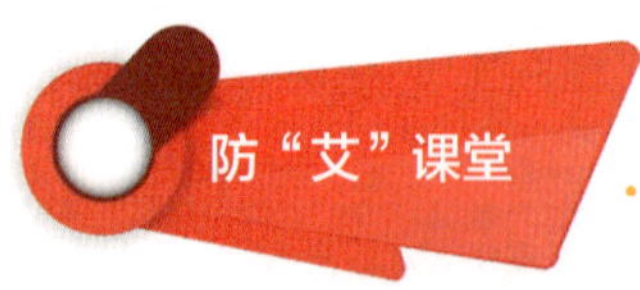

艾滋病期的患者往往会出现持续1个月以上的发热（体温高于38 ℃）、腹泻，6个月内体重减轻10%以上，发生各种机会性感染和肿瘤。部分患者会伴有神经精神症状，如记忆力减退、精神淡漠、性格改变、头痛、癫痫及痴呆等。

二、早发现、早诊断、早治疗

通过科学家不断努力研究，艾滋病已经从最初的“世纪绝症”变成了可防、可控、可治的疾病。降低艾滋病相关疾病死亡率的关键在于早发现、早诊断、早治疗。

为了尽早实现终结艾滋病流行的目标，艾滋病病毒的相关检测也应该作为常规身体检查项目。特别是人们有高危接触史后，应该勇敢面对现实，尽早检测，尽早诊断，尽早治疗。规律治疗可以抑制体内病毒的复制，很大程度上改善生活质量，延长感染者的寿命。切不可逃避现实，放任不管，以致最终发展成艾滋病晚期，后悔莫及。

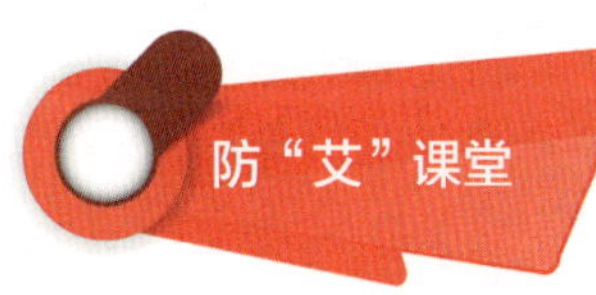

如何确定感染了艾滋病病毒呢?

对于18月龄以上的儿童、未成年人和成人，符合下列三种情形之一的，就可以诊断为艾滋病病毒感染:

1. 艾滋病病毒抗体筛查和补充试验均呈阳性，其中补充试验包括抗体补充试验和核酸定性检测（核酸定量大于5000拷贝/毫升）;

2. 有流行病学史或艾滋病相关临床表现，核酸检测阳性两次及以上;

3. 艾滋病病毒分离试验检测结果阳性。

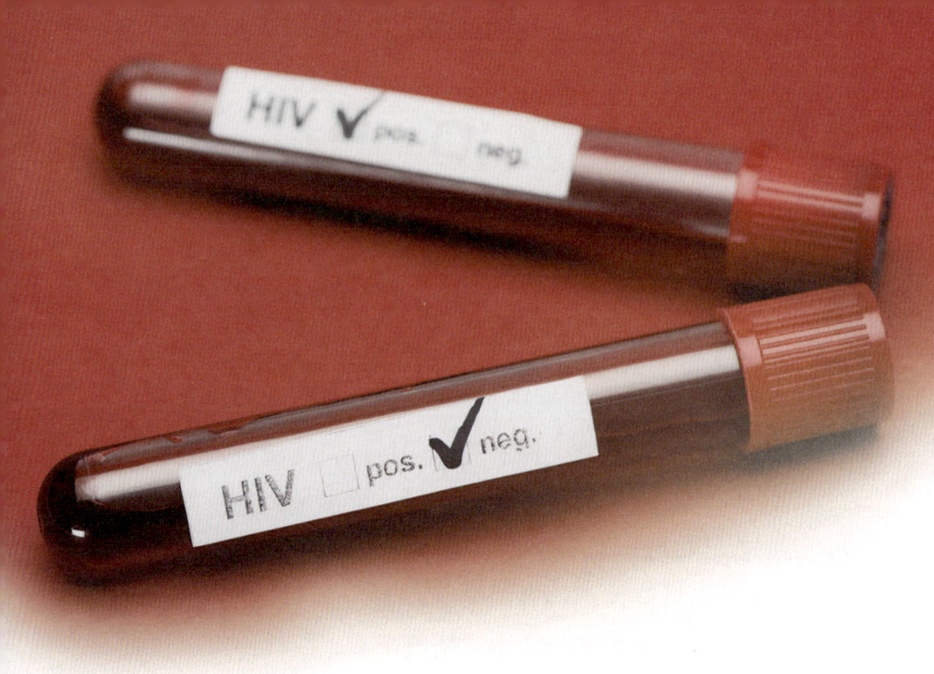

防“艾”课堂

在艾滋病病毒感染的不同时期，诊断标准有所不同。

1. 急性期。患者半年内有流行病学史和临床表现，并且实验室检查艾滋病病毒抗体由阴性转为阳性即可诊断。

2. 无症状期。患者有流行病学史，并且实验室检查艾滋病病毒抗体阳性即可诊断，或仅实验室检查艾滋病病毒抗体阳性即可诊断。

3. 艾滋病期。患者有流行病学史，并且实验室检查艾滋病病毒抗体阳性，加之以下各项中的任何一项，即可诊断为艾滋病期。

（1）原因不明的持续不规则发热1个月以上，体温高于38 ℃；

（2）持续腹泻1个月以上，一天多于3次；

（3）6个月内体重减轻10%以上；

（4）反复发作的口腔真菌感染；

（5）反复发作的单纯疱疹病毒感染或带状疱疹病毒感染；

（6）肺孢子菌肺炎；

（7）反复发生的细菌性肺炎；

（8）活动性结核或非结核分枝杆菌病；

（9）深部真菌感染；

（10）中枢神经系统占位性病变；

（11）中青年出现痴呆症状；

（12）活动性巨细胞病毒感染；

（13）弓形虫脑病；

（14）马尔尼菲篮状菌病；

（15）反复发生的败血症；

（16）卡波西肉瘤、淋巴瘤。

艾滋病病毒抗体阳性，虽无上述表现或症状，但$CD4^+$ T淋巴细胞数小于200个/微升，也可以诊断为艾滋病。

自1981年美国报道首例艾滋病患者后，由于缺乏有效的治疗手段以及治疗药物匮乏，艾滋病患者的死亡率极高。2004年全球约有190万人死于艾滋病相关疾病，达到了艾滋病相关疾病死亡人数的峰值，而2019年死于艾滋病相关疾病的人数比2004年降低了64%，这得益于高效抗反转录病毒联合治疗法（鸡尾酒疗法）的应用。

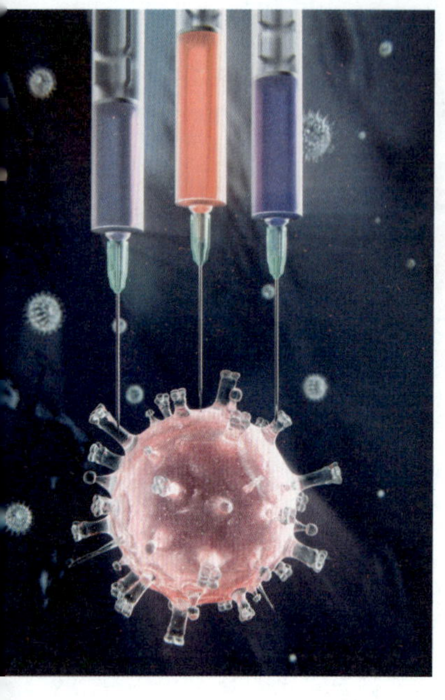

防“艾”课堂

1987 年首个抗艾滋病病毒药物上市，但医生们观察发现单用一种药物治疗始终无法控制病毒复制，并且很容易产生耐药性。1996 年，华裔学者何大一教授首先提出将 3 种或 3 种以上的抗艾滋病病毒药物联合使用治疗艾滋病，也就是高效抗反转录病毒联合治疗法。

高效抗反转录病毒联合治疗法的应用，使感染者体内艾滋病病毒长期受到抑制，并且降低耐药发生率，使人体免疫系统功能得到一定程度的恢复，降低了艾滋病的发病率和病死率，生存质量显著提高；同时这种疗法还可以用来预防艾滋病病毒在母婴之间的传播。高效抗反转录病毒联合治疗法为预防和控制艾滋病病毒的传播做出了巨大的贡献。

目前国际上的抗反转录病毒药物共有六大类三十余种（包括复合制剂），我国国内目前应用的有五大类（包括复合制剂）。根据现有的药物，可以组成多种不同的方案，无论哪种方案都有其优缺点，如毒性和耐药性、对以后治疗产生的影响、实用性和经济性等，具体采用何种方案需要根据每位感染者的具体情况来确定。

除了高效抗反转录病毒联合治疗法外，国内外的艾滋病防治专家还在研究其他治疗艾滋病的方法，如免疫疗法和基因疗法，以期达到治愈或者功能性治愈艾滋病的目的。

虽然目前还不能彻底治愈艾滋病，但是治愈艾滋病并非遥不可及，相信不远的将来人类一定会取得突破性的进展。

第二单元

高效抗“艾” 重在预防

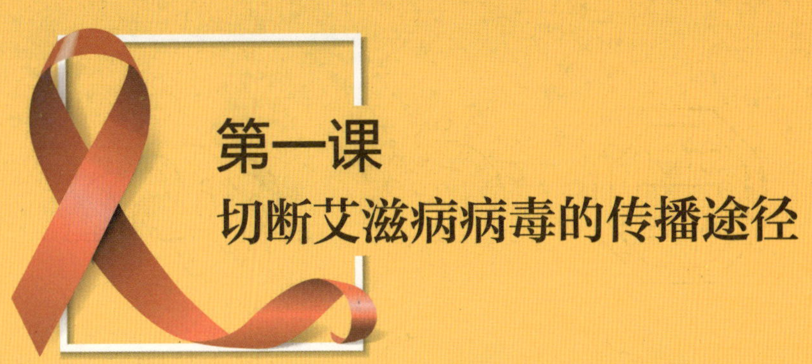

第一课 切断艾滋病病毒的传播途径

艾滋病病毒的传播途径主要有三种：性接触传播、血液传播和母婴传播。

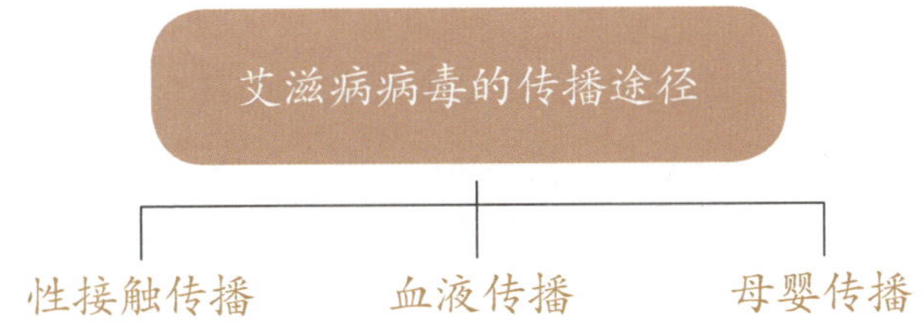

一、性接触传播

性接触传播是艾滋病病毒传播的主要途径之一。艾滋病病毒大量存在于感染者的体液中，包括精液、内外阴分泌液等。在发生性行为时，感染者体液中的艾滋病病毒可经健康

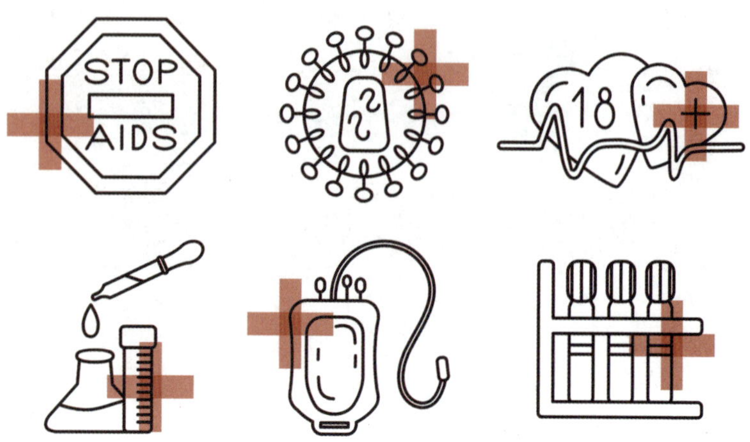

者破损的黏膜或皮肤、黏膜的溃疡（如口腔溃疡、外阴溃疡等）处侵入，使健康者感染艾滋病病毒。

我国艾滋病病毒性接触传播人群以青壮年为主。其中，青年人正处于性冲动较强和性活跃较高的年龄段。部分青年人对性知识缺乏、过早“尝食禁果”、不懂得自我保护，导致在高危性行为中存在感染艾滋病病毒的风险。

在任何婚前性行为和婚内出轨性行为中，如果没有物理阻隔体液的措施（如佩戴安全套），就构成了高危性行为，将导致性行为双方均存在较高的感染风险。需要强调的是，

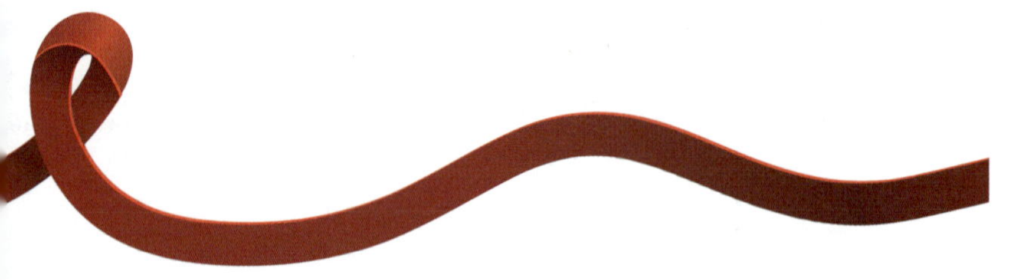

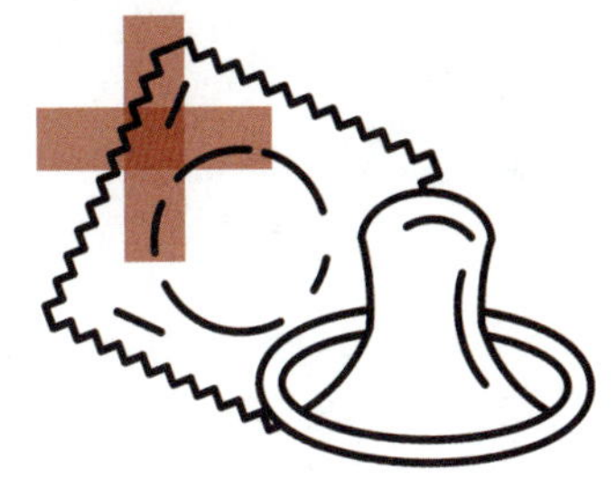

性行为中应该全程佩戴安全套，因为体液在性行为早期即可产生并贯穿于性行为的全程。这也是在高危性行为中常常被忽视的地方。因此，杜绝高危性行为是有效预防艾滋病病毒传播的重要措施。

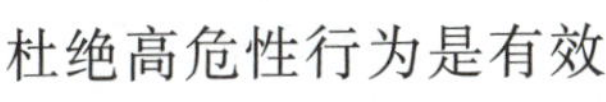

性行为安全指南

特别强调，这并不是默许同学们发生非婚性行为。我们一直倡导的是，只有遵从社会普遍认可的性道德的性行为，才是健康的性行为。这份安全指南只为帮助同学们搭建起自己的性行为的安全防护体系。

1. 使用安全套

每次性行为中都要全程使用安全套，避免体液交流，是安全性行为的第一准则。正确使用安全套不仅能够避孕，还能有效预防艾滋病和其他性传播疾病。

2. 定期进行生殖健康检查

艾滋病等性传播疾病在感染初期往往毫无征兆，即便使用了安全套，也不要忘记定期进行生殖健康检查。如发现问题，需尽快到正规医院寻求治疗，最大程度地降低疾病带来的影响。

3. 选择合适的检测方式

选择适合自己的艾滋病病毒检测方式很重要。常见的方式包括去当地疾控中心或医疗机构进行检测，以及购买带有“自检”标识的试剂盒进行自我检测。

4. 了解彼此的健康状况

要动态掌握对方的性健康状况。

5. 发生无保护高风险性行为要及时就医

如果发生了无保护高风险性行为，认为自己可能已经暴露于艾滋病病毒，可以在72小时内（越早越好），通过咨询专业人士，紧急服用暴露后预防药来降低感染风险。

二、血液传播

艾滋病病毒感染者和艾滋病患者的体液都含有艾滋病病毒，其中艾滋病病毒含量最高的是血液。如果人们在非正规的机构采血、输血或使用血制品，在消毒不严格的场所或机构接受侵入性治疗，在消毒不严格的地方进行打耳洞、文身、文眉、修脚等操作，都有可能通过针尖或刀尖等感染艾滋病病毒。

此外，还有一些情况可能直接接触到他人血液，比如他人可能因运动而出现擦伤引起出血、可能因意外事故而发生出血。因此，同学们应该掌握一些紧急处理伤口的知识。

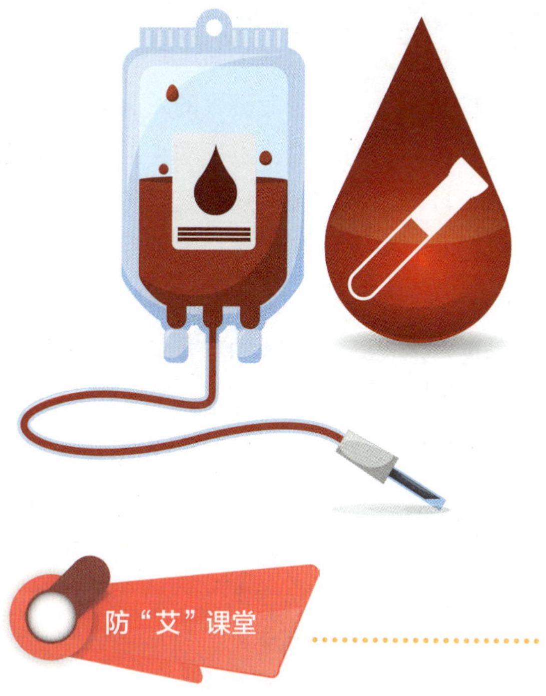

防“艾”课堂

紧急处理伤口小知识

在处理伤口时，应遵循普遍防护的原则，避免皮肤直接沾染血液，应佩戴医用手套或一次性手套。如果没有条件，则应当用厚纱布或厚纸巾隔离血液；若皮肤有破损，在进行有可能接触到伤者的血液或体液等处置活动时，必须佩戴双层手套。如果在无任何保护措施的情况下接触到伤者的血液，应立即用肥皂水或流动的清水冲洗受污染的皮肤至少 15 分钟；若血液溅入眼睛或口腔中，则应用生理盐水冲洗。

三、母婴传播

艾滋病已成为影响妇女和儿童生命健康的重大公共卫生问题。艾滋病病毒母婴传播是指感染艾滋病病毒的妇女在怀孕、分娩或产后哺乳等过程中将艾滋病病毒直接传染给胎儿或婴儿，导致胎儿或婴儿感染艾滋病病毒。婴儿和 5 岁以下儿童艾滋病病例约 90% 是通过母婴传播的。因此，预防艾滋病病毒母婴传播是保护儿童免遭艾滋病病毒侵害、减少艾滋病患儿产生的重要措施。

我国在预防艾滋病病毒母婴传播方面做出了巨大努力，建立了政府主导、多部门负责、全社会参与的防治工作机制，明确将预防艾滋病病毒母婴传播纳入妇幼保健常规工作，投入大量人力、物力、财力阻断艾滋病病毒的母婴传播，竭尽全力避免儿童感染艾滋病病毒，降低艾滋病对妇女、儿童和家庭的影响。

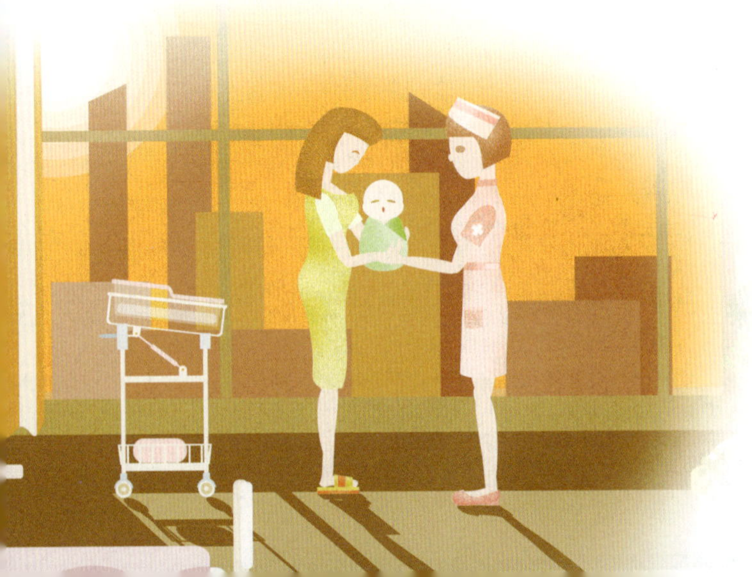

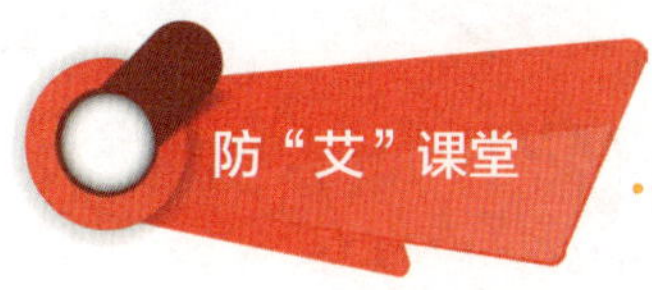

我国预防艾滋病病毒母婴传播的具体措施

1. 避免感染。通过一切手段预防女性感染艾滋病病毒，尤其是育龄妇女。具体包括：女性婚前发生性行为，一定要采取严格的保护措施；严禁吸毒，避免因共用注射器而感染；加强血液管理；鼓励婚前医学检查和孕前优生健康检查，相关机构对于不适合结婚的传染病应该履行告知义务；婚后双方应洁身自好，避免不洁性行为的发生。

2. 及时阻断。对于已经感染艾滋病病毒的孕妇来说，应尽早接受抗反转录病毒治疗，或可考虑实际情况，必要时终止妊娠，以免将艾滋病病毒传染给腹中胎儿。感染艾滋病病毒的女性若是准备怀孕，应该到医院咨询了解母婴阻断的相关事项，充分了解潜在风险并在孕期前往医疗保健机构进行母婴阻断。因为艾滋病病毒有可能在孕期的任何时段通过胎盘传播给胎儿，抗病毒治疗和母婴阻断应当尽早实施。

3. 安全助产和科学喂养。对于已经确诊感染艾滋病病毒的孕妇，由孕妇及其家人在知情同意的基础上做出终止妊娠或继续妊娠的决定。对于决定生产的孕妇，应当尽早到指定医院待产，尽量避免可能增加母婴传播风险的有创助产方式，避免分娩过程中的母婴体液交换。产后应进行人工喂养，避免母乳喂养，从而降低经乳汁感染的风险。在现有的医疗技术条件下，艾滋病母婴阻断可以将母婴垂直传播的风险控制在0.5%以下，大大降低胎儿及婴儿感染艾滋病病毒的可能性。

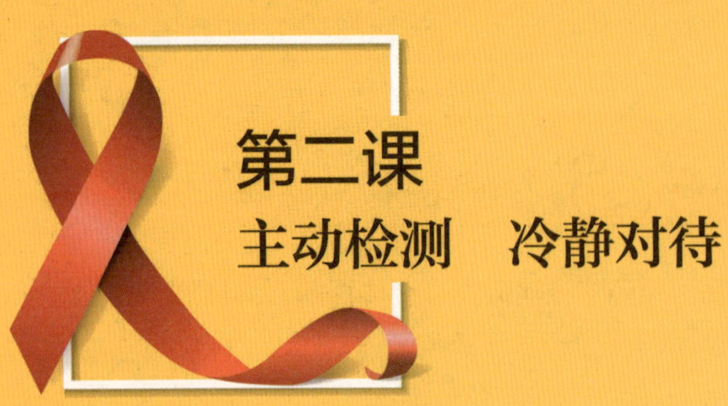

第二课
主动检测　冷静对待

一、主动检测，知“艾”防“艾”

由于各种原因，艾滋病病毒感染者或艾滋病患者可能会有意隐瞒艾滋病病毒感染情况，或者并不清楚自己已经是艾滋病病毒携带者。这些情况都会增加病毒传播的风险，扩大受感染人群的范围。那么，如何才能及早知道是否感染了艾滋病

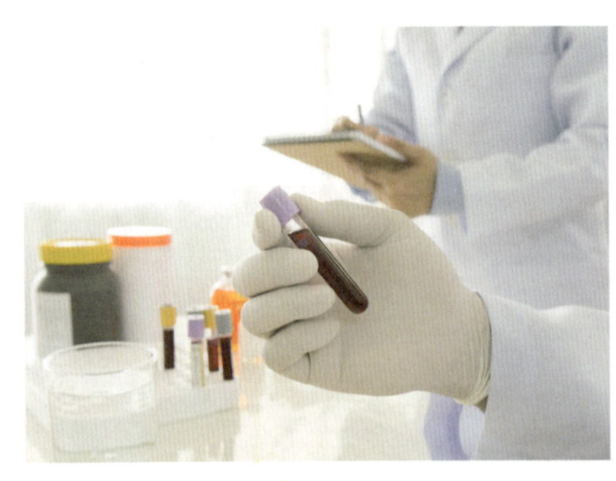

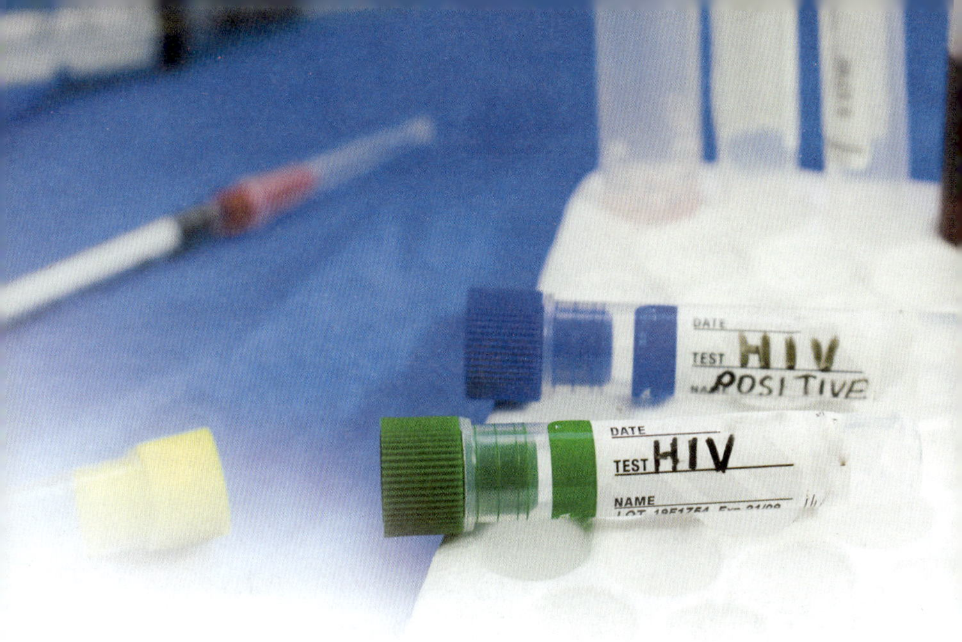

病毒呢？当前唯一的方法就是进行艾滋病病毒检测。

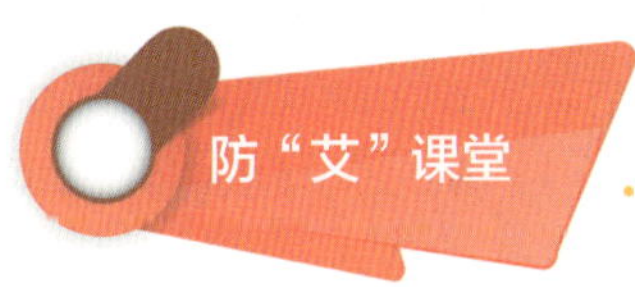

艾滋病病毒检测快问快答

问：什么人需要进行艾滋病病毒检测？

答：首先，所有发生过高危性行为的人都应该进行艾滋病病毒检测。其次，患有梅毒、淋病、尖锐湿疣等性病的人最好前往医院或疾控中心进行艾滋病病毒检测。再次，备孕和怀孕期间也建议进行艾滋病病毒检测，以防止胎儿感染。为了保护医护人员，一些医疗程序如手术和内窥镜检查等也需要进行艾滋病病毒检测。最后，那些共用针具吸毒、在非正规医疗机构拔牙或文身的人也应该接受艾滋病病毒检测。

问：检测艾滋病病毒的指标是什么？

答：检测艾滋病病毒的指标主要包括抗体和核酸。目前，艾滋病病毒筛查主要使用抗体检测。这是因为一旦艾滋病病毒进入人体，感染者虽然可能没有出现艾滋病的临床症状和体征，但是免疫系统会产生抗体对抗病毒。因此，艾滋病病毒检测就是检测这些抗体，并且抗体检测技术成熟，易操作。

问：艾滋病病毒的检测方法有哪些？

答：目前常用的艾滋病病毒检测方法包括酶联免疫吸附试验、化学发光法、免疫荧光法、快速检测法。除此之外，还可以通过抗原抗体筛查实验，即在抗体检测基础上加入抗原检测，可以提前一周检测出感染情况。

问：什么是艾滋病病毒检测的窗口期？

答：艾滋病病毒检测存在一个窗口期，即从艾滋病病毒进入人体血液到能在血液中检出抗体、抗原或核酸的时间。抗体检测的窗口期一般为3周，核酸检测的窗口期一般为1周。一般情况下，如果12周之内没有再发生高危性行为，也没有检测到抗体，基本上就可以排除感染。

问：艾滋病病毒检测的场所有哪些？

答：个人可以前往各地艾滋病自愿咨询检测门诊获得免费咨询和检测服务。此外，各地艾滋病定点收治医院、县级以上医院、各地妇幼保健机构和大部分基层医疗机构均可以提供检测服务。一些开展艾滋病预防的社会组织也可以提供检测咨询和转介服务。另外，一些高校设立尿液检测包自动售卖机，可以通过购买自助检测包进行检测。

问：如果检测结果显示自己已经感染了艾滋病病毒，应该怎么办？

答：首先，可以前往当地的疾控中心获得免费、保密、专业咨询和心理支持服务，并尽早接受抗病毒治疗。国家提供免费抗病毒治疗药物，每个地区都有定点医院开展抗病毒治疗。其次，感染者要采取防护措施，以避免传播给性伴侣，并告知性伴侣接受检测。此外，感染者的个人隐私受法律保护，不必担心个人患病会被别人知道。

问：如果检测结果显示自己没有感染艾滋病病毒，应该怎么办？

答：如果检测结果显示没有感染艾滋病病毒，也有可能是在窗口期内。建议3个月后（在此期间要避免再次发生高危性行为）再次进行检测，如果抗体仍为阴性，则可以排除感染风险。

二、处于危险，冷静对待

发生了高危性行为，应该第一时间去疾控中心或综合医院寻求医生或专业人员的帮助。他们会根据具体情况评估高危性行为的危险程度，并建议是否进行药物预防治疗。需要注意的是，药物预防治疗越早越好。

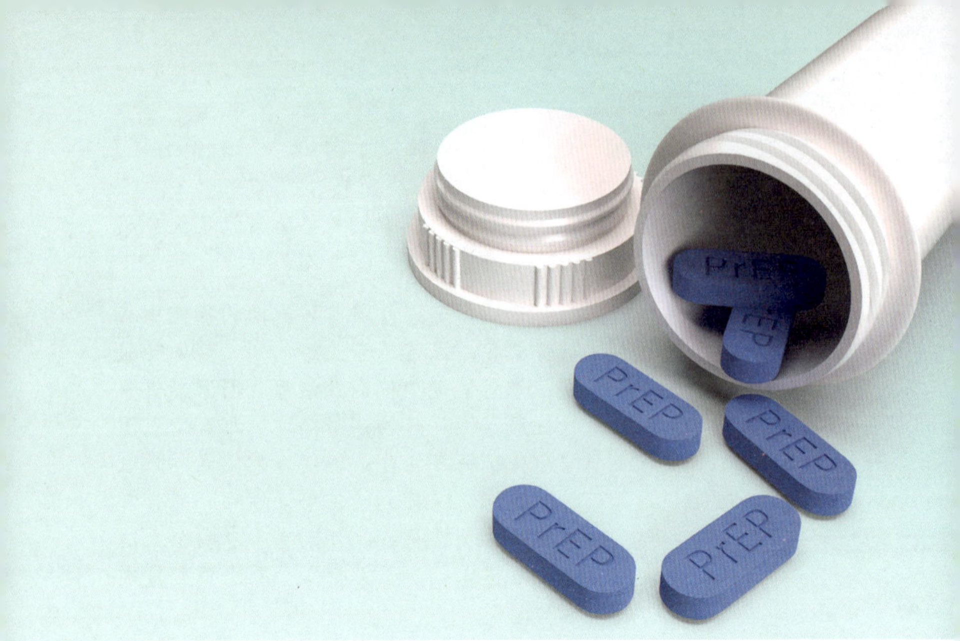

一般情况下，医生都需要做进一步检测才能确定是否需要进行药物预防治疗。在发生高危性行为后 72 小时内，如果符合艾滋病病毒暴露后的预防标准并通过相应评估，就可以开始服用首次药物，并在此后定期接受随访。

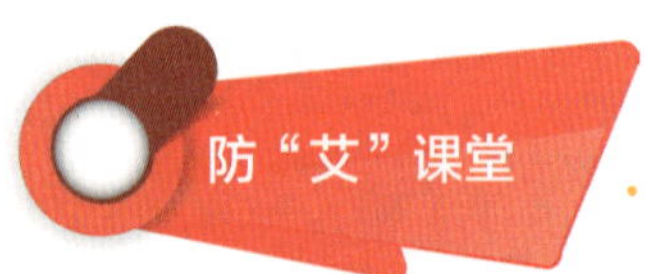

艾滋病病毒暴露后的预防（*post-exposure prophylaxis*，*PEP*）是指尚未感染艾滋病病毒的人，在与艾滋病病毒感染者或感染状态不明者发生高危性行为后 72 小时内，尽早服用抗病毒药物以阻断艾滋病病毒传播的医学干预措施。这是一项全球广泛

推广和应用的医学干预措施。

在发生高危性行为后72小时内使用暴露后预防用药可以有效降低艾滋病病毒感染的风险。对于未满18周岁的青少年，须经监护人同意方可进行艾滋病病毒暴露后的预防治疗。

第三单元

正视艾滋　迈向零歧视

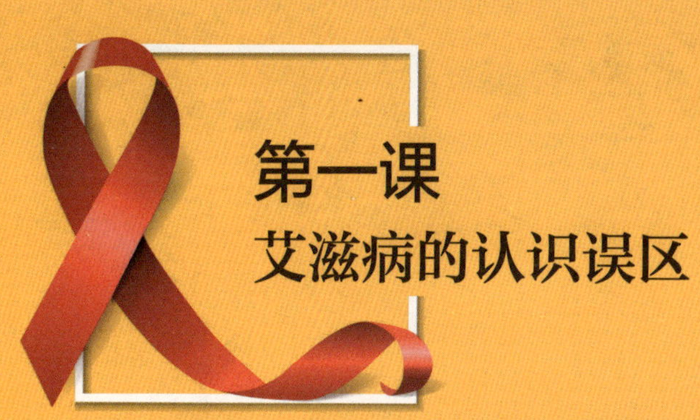

第一课 艾滋病的认识误区

一、感染了艾滋病病毒就意味着患了艾滋病吗？

首先，我们应该明确的是感染了艾滋病病毒不等于患上了艾滋病。

艾滋病病毒的全称是人类免疫缺陷病毒，它是导致艾滋病的病原体。艾滋病的全称是获得性免疫缺陷综合征，它是由艾滋病病毒感染引起、以人体 $CD4^{+}T$ 淋巴细胞减少为特征的进行性免

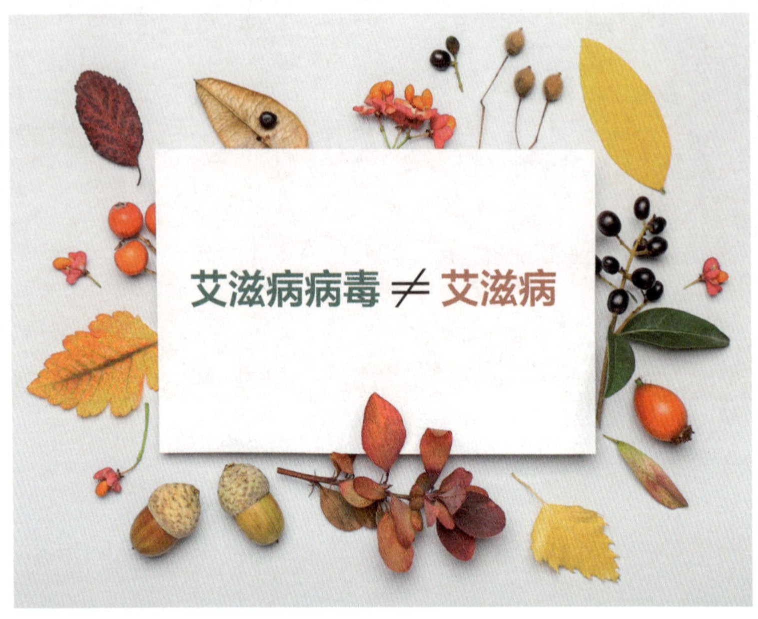

疫功能缺陷，疾病后期可继发各种机会性感染、恶性肿瘤和中枢神经系统病变。

其次，艾滋病病毒感染者不等于艾滋病患者。被艾滋病病毒感染的群体被称为艾滋病病毒感染者，感染艾滋病病毒后可经历急性期、无症状期、艾滋病期。此三期均可称为艾滋病病毒感染者，但只有感染进程进入艾滋病期后，才能称为患上艾滋病，处于艾滋病期的患者则被称为艾滋病患者。

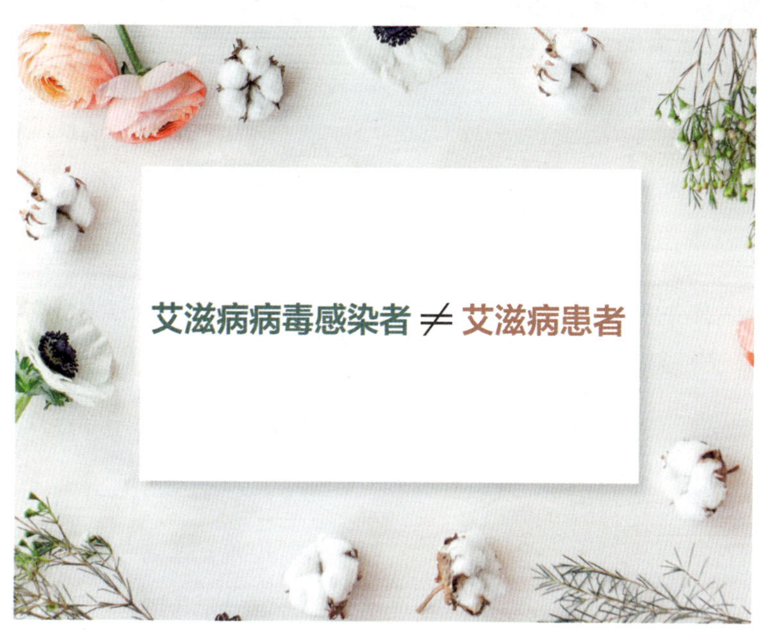

什么是艾滋病病毒假阳性?

做艾滋病病毒抗体检查，由于多种原因，检测结果可能会出现阳性，但是受检者身体中并不一定真正含有艾滋病病毒，这种情况称为假阳性。引起检测结果出现假阳性的因素比较多，大致可以分为以下几类。

<table>
<tr><th>假阳性类型</th><th colspan="2">原因分析</th></tr>
<tr><td rowspan="4">初筛假阳性</td><td>试剂研发因素</td><td>某些厂家在研发生产试剂的过程中，有意识地提高试剂的敏感性，导致试剂本身敏感性过高而特异性降低，造成假阳性</td></tr>
<tr><td>检测方法因素</td><td>检测机构未遵循《全国艾滋病检测技术规范（2020 年修订版）》规定的流程进行检测，未用两种筛查试剂复核检测就送检上报</td></tr>
<tr><td>检测过程因素</td><td>试剂的生物活性易受检测过程中温度、培养时间、洗涤等多种因素影响，检测人员技术不够熟练也会直接影响检测结果</td></tr>
<tr><td>质量控制与管理</td><td>实验室质量管理不规范，室内质量控制措施有效性较差</td></tr>
<tr><td>复检阳性而确证阴性</td><td colspan="2">由于筛查诊断试剂的敏感性高而特异性不如确证试剂，故不可避免地会出现复检试验阳性，但经确证试验结果为艾滋病病毒抗体阴性的情况</td></tr>
<tr><td>复检试验阳性，经确证试验为艾滋病病毒抗体不确定</td><td colspan="2">出现肝病、自身免疫疾病、某些恶性疾病（如急性疟疾、过敏性疾病的高峰期、急性系统性红斑狼疮）、输入血制品、器官移植、肾衰和血透、妊娠、肿瘤、免疫接种等情况，身体可以产生一些抗体</td></tr>
</table>

二、只要和艾滋病患者一起生活就会被传染吗?

在和艾滋病病毒感染者日常相处过程中，真的处处存在感染艾滋病病毒的风险吗？我们一起来看看吧！

艾滋病病毒是一种病毒，具有所有病毒的共同特征，即不能独立生存，必须寄生在其他生物细胞内，并且只能利用宿主细胞中的物质和能量完成自己的生命活动，这也就使得艾滋病病毒在体外环境中很容易被灭活。

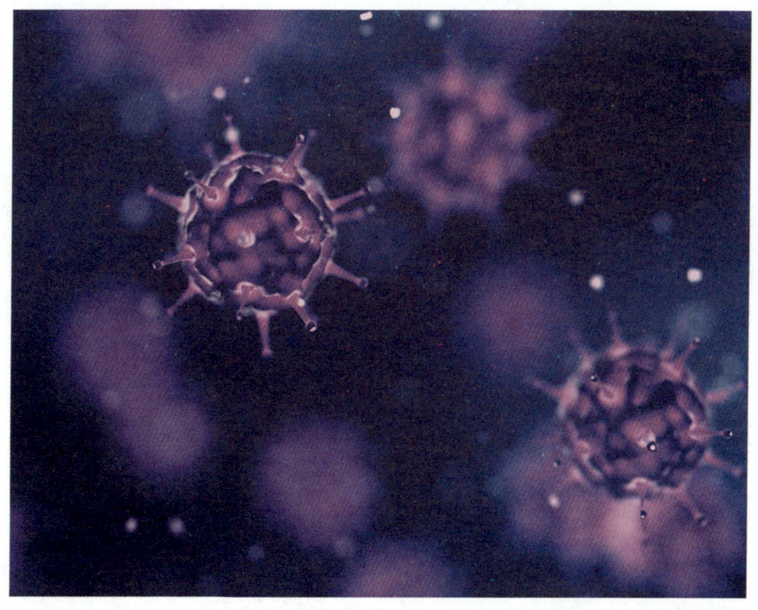

离开人体后，艾滋病病毒在常温 25 ℃下并不能够长期存活（干燥环境中，存活时间小于 3 小时）。56 ℃处理 30 分钟可使艾滋病病毒在体外对人的 $CD4^{+}T$ 淋巴细胞失去感染性，但不能完全灭活血清中的艾滋病病毒；100 ℃处理 20 分钟可将艾滋病病毒完全灭活。干燥环境或一些常用的化学清洁剂、消毒剂（如 75% 的酒精、0.2% 的次氯酸钠及含氯石灰等）都可以将艾滋病病毒迅速灭活。甚至自来水中用于进行水质处理的微量游离余氯（氯气、次氯酸、次氯酸根等含氯物质）也能够将其灭活。

艾滋病病毒感染者的眼泪、唾液、口腔黏膜分泌物、鼻腔或呼吸道黏膜分泌物以及痰液几乎不含有艾滋病病毒。而健康者的皮肤、消化道、

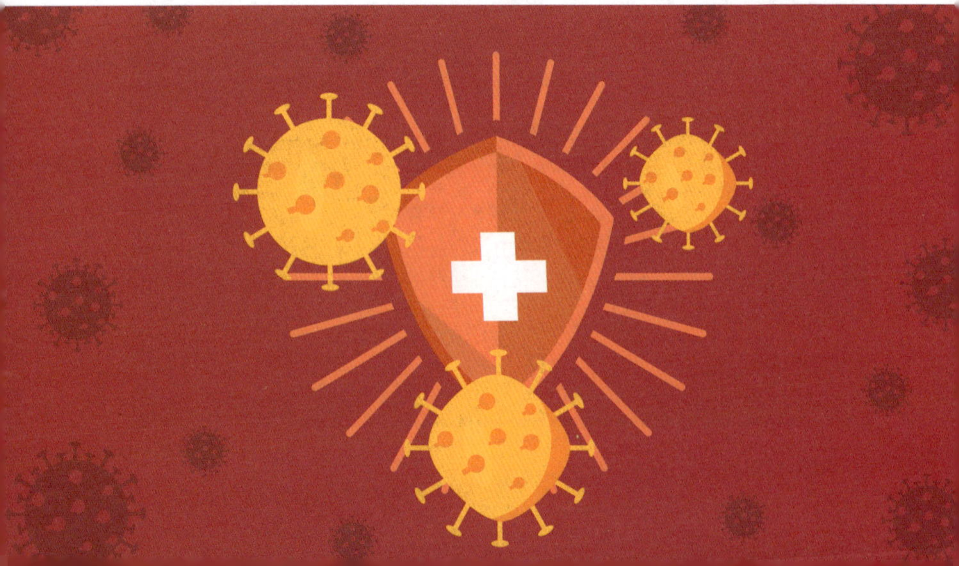

呼吸道黏膜通常是完整的，人体的皮肤和黏膜及其分泌物共同筑成了人体的第一道“防线”，能够极为有效地阻挡大多数病毒侵入人体。即使艾滋病病毒感染者排出的眼泪、唾液、鼻涕、痰液等被健康者接触，其中的病毒也不会通过完整的皮肤、消化道黏膜、呼吸道黏膜侵入健康者体内导致感染。

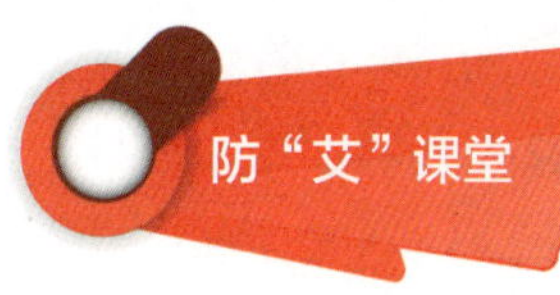

通常情况下，以下这些情形并不会导致艾滋病病毒的传播：

1. 与艾滋病病毒感染者共同就餐（不包括口腔溃疡和牙龈出血状态）；

2. 与艾滋病病毒感染者共用水源；

3. 与艾滋病病毒感染者共用交通工具；

4. 与艾滋病病毒感染者共用房间；

5. 与艾滋病病毒感染者共用马桶、洗脸池/盆或其他卫生设备（不包括易造成出血的牙刷、剃须刀等生活物品）；

6. 与艾滋病病毒感染者共用电话、计算机以及其他办公设备；

7. 与艾滋病病毒感染者握手、拥抱及近距离交谈；

8. 前往正规医疗机构接受牙科手术；

9. 无偿献血或前往正规医疗机构输血。

三、患了艾滋病并不等于命不久矣！

尽管我们已经知道感染了艾滋病病毒并不意味着患了艾滋病，然而仍然有很多人谈“艾”色变，过度焦虑。其实，艾滋病没有想象中的那样恐怖。只要我们正确加以认知，尽早诊断，尽早治疗，遵照医嘱按时服药，定期监控病毒载量，科学饮食、规律作息，提高机体免疫力，保持良好健康心态，艾滋病病毒就不会那么容易夺取人的性命。它也会像高血压、糖尿病等慢性病一样，与我们长期共存。

（一）艾滋病病毒可与人体相伴终生

众所周知，从人体感染艾滋病病毒初始期到终末期是一个较为漫长复杂的过程，需要经过急性期、无症状期、艾滋病期 3 个阶段。艾滋病病毒本身并不能致死，但是由于它们能够不断地复制，持续性地破坏免疫系统，最终导致人体无法抵抗疾病侵袭。目前，艾滋病病毒在感染者体内尚无法被完全清除，因此需要我们做好与其长期共存、相伴终生的准备。只要努力遏制病毒复制并使其处于检测水平以下，保持 $CD4^{+}$ T 淋巴细胞计数接近或处于正常水平且保持相对稳定，提高机体免疫力，艾滋病病毒就不会对生命造成威胁。

（二）高效抗反转录病毒疗法带来生命曙光

目前，医学界普遍采用“高效抗反转录病毒疗法”用以控制病程进展，延长艾滋病患者生命。这种疗法能够减少单一用药产生的抗药性，最大程度地抑制病毒复制，使病毒载量降低至检测下限并减小病毒变异发生的概率；重建或者改

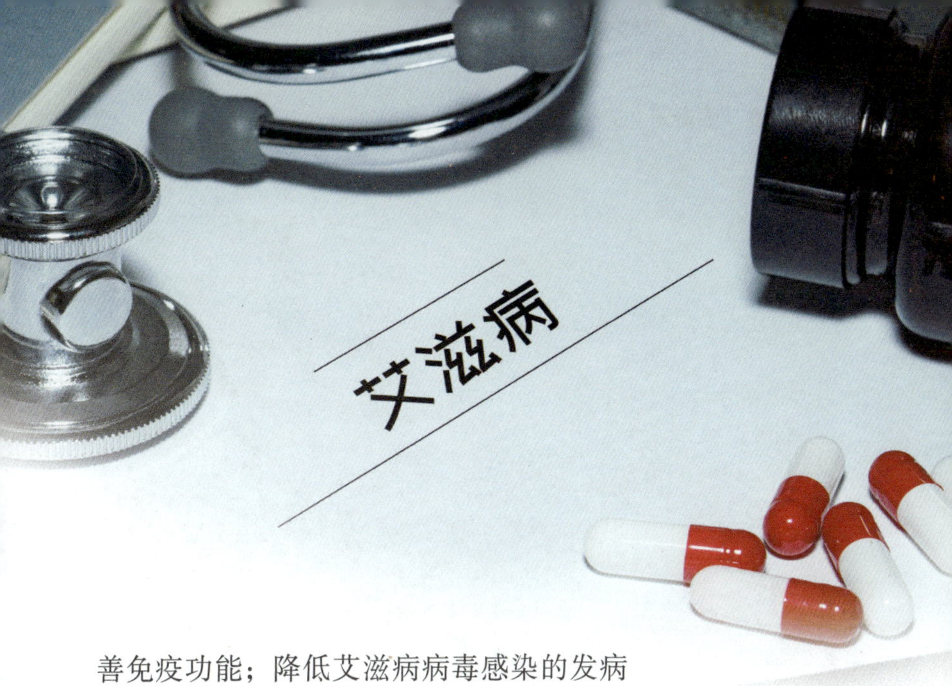

善免疫功能；降低艾滋病病毒感染的发病率和病死率，使患者提高生活质量，获得正常的期望寿命。

（三）坚持治疗结合全程管理，预期寿命或可接近于常人

我国在启动艾滋病抗病毒治疗的近20年中，取得了令人瞩目的成绩。现在，医学工作者又提出了艾滋病病毒感染全程管理的概念，即在感染者被确诊后，由多学科合作团队为其提供的一种全程综合诊治和服务关怀管理模式。例如，在北京某三甲医院感染科艾滋病专科门诊中，已有越来越多的感染者开始接受治疗和全程管理，其中治疗后艾滋病病毒抑制率可达96%，绝大多数患者可以回归正常工作和生活。

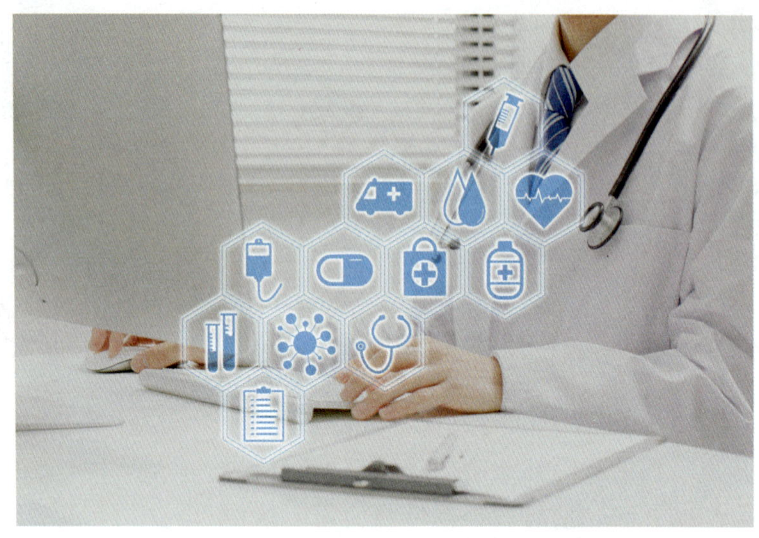

总之，只要我们正确认知，科学干预，艾滋病病毒是可以抑制的。请记住，感染了艾滋病病毒，并不等于命不久矣！

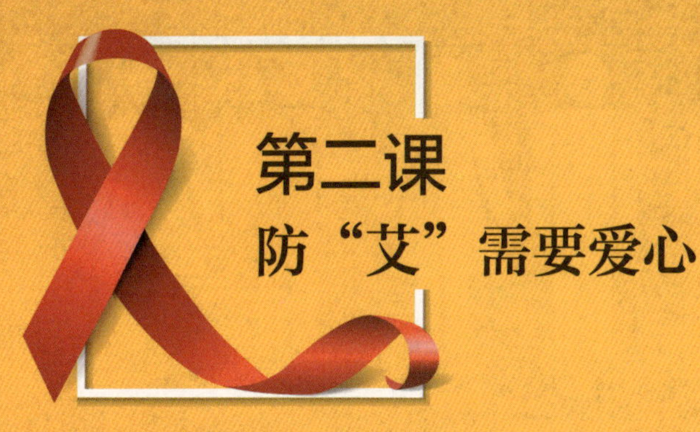

第二课 防“艾”需要爱心

一、艾滋零歧视，关爱递温情

大家谈“艾”色变，认为艾滋病是可怕的疾病。但只要正确认识艾滋病，它是可以被有效预防的。

现在社会上有些人疏远和歧视艾滋病病毒感染者和艾滋病患者，甚至忽视和侵犯这些弱势群体的各项基本权利。艾滋病病毒感染者和艾滋病患者只是生了病，是需要得到照顾和关心的，而不是犯了什么不可饶恕的罪，他们和普通人一样拥有各项基本权利。因此，世界上很多国家都联合起来，通过制定各种法律和政策来保障艾滋病病毒感染者和艾滋病患者的权利，为他们营造一个友善、和谐、健康的生活和工作环境。

我国颁布了《中华人民共和国传染病防治法》《艾滋病防治条例》等法律法规，出台了免费检测、抗病毒治疗、母婴阻断、艾滋病孤儿上学和生活救助的“四免一关怀”政策，形成了比较完善的法规政策体系。

艾滋病病毒感染者和艾滋病患者享有结婚自由权、生命

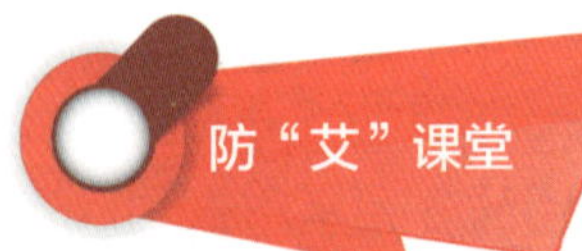

《中华人民共和国传染病防治法》第十六条规定：“任何单位和个人不得歧视传染病病人、病原携带者和疑似传染病病人。”

《艾滋病防治条例》第三条规定：“任何单位和个人不得歧视艾滋病病毒感染者、艾滋病病人及其家属。艾滋病病毒感染者、艾滋病病人及其家属享有的婚姻、就业、就医、入学等合法权益受法律保护。”

健康权、劳动权、受教育权、隐私权等权利。

艾滋病病毒感染者和艾滋病患者享有一定的权利，同时也需要承担一定的义务，包括接受流行病学调查和指导、告知、防止传染他人等义务。

二、社会关爱艾滋病患者

艾滋病病毒极其特殊，截至目前尚没有发现这一病毒的天敌。但在与其斗争的过程中，人们对它的认识不断加深，从它的传播途径进行分析，找到了多个可以预防的途径。艾滋病预防知识需要让更多人了解，这就需要加强艾滋病预防宣传工作。如果说医护人员是与艾滋病病毒正面战斗的军队，那么艾滋病防治宣传人员就是战场上的司号员。他们积极地宣传艾滋病防控知识，成为阻断艾滋病病毒传播的重要力量。在我国，宣传预防艾滋病的很多人都关心社会，关爱那些生活在病痛中的人。他们积极参加社会关爱活动，以自身的影响力为那些需要关爱的人带去力量、带去阳光，驱散他们心中的阴霾。

现在，越来越多的人开始尊重和关爱身边的艾滋病病毒感染者和艾滋病患者，这样的力量使得艾滋病病毒再也无法随意地摧毁一个人的身体和心灵。

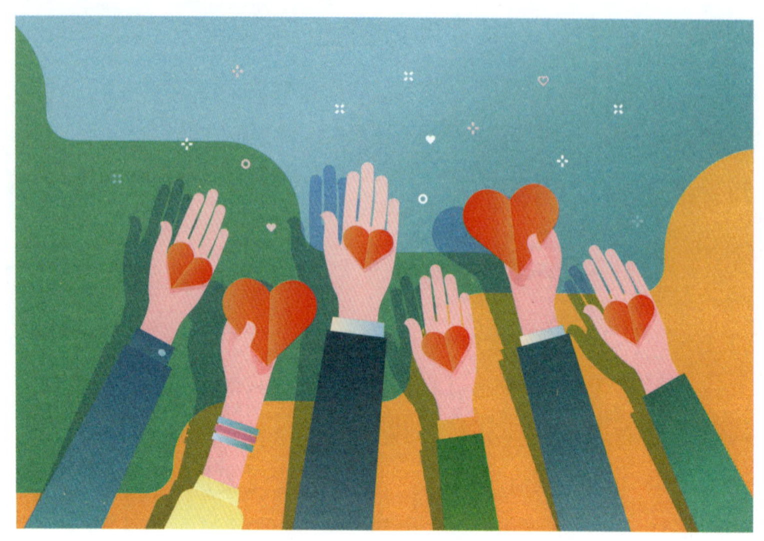

三、确定染“艾”，寻求援手

（一）自我疏导并寻求心理和社会支持

青少年是一个特殊的群体，身体和心理发育均尚未成熟，突然得知自己感染了艾滋病病毒，往往慌乱得不知道该怎么办。他们不知道该向谁倾诉：不敢告诉身边的朋友，怕得不到理解，还会遭受异样的目光；不敢告诉老师，怕自己在老师心中成为“坏小孩”；不敢告诉家长，怕辜负父母对自己的期待；更不知道该向谁寻求帮助。现在，我们知道感染艾滋病病毒后做到早发现、早诊断、早治疗才是明智的选择。因此，青少年在得知自己感染了艾滋病病毒后要先学会自我疏导，再学会寻找合适的沟通对象。

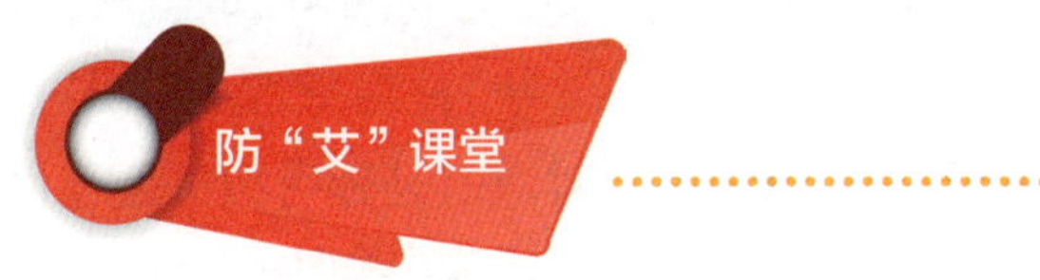

青少年感染艾滋病病毒后的自我疏导

1. 感染艾滋病病毒后，并非无药可医，感染者可以通过规律服药长期生存。目前，艾滋病已逐渐发展为一种内科慢性疾病，如同糖尿病、高血压患者一样，需要终身服药。因此，艾滋病病毒感染者无须过度恐慌。

2. 艾滋病是由艾滋病病毒感染引起的一种病毒性疾病，只是众多疾病中的一种，被艾滋病病毒感染的人无须因此产生自卑感。艾滋病病毒感染者和艾滋病患者的家属、朋友、同事也应该充分关注这一点，不应对他们有任何歧视，而是应该给予理解和支持。

3. 艾滋病病毒的传播途径仅限于性接触传播、血液传播、母婴传播。因此，艾滋病病毒感染者无须在生活、学习、工作中小心翼翼，其他人也无须害怕与艾滋病病毒感染者接触。在日常生活中，拥抱、握手、吃饭等行为都不会引起艾滋病病毒的传播。

青少年感染者若无法进行自我疏导，可以寻求外部支持。首先应该得到家人的理解和支持。家人的支持能够帮助艾滋病病毒感染者正确面对疾病，减轻感染后可能产生的心理和社会负担。其次，青少年感染者可以寻求心理辅导师的支持，心理辅导师会通过自己的专业知识进行有针对性的心理疏导，并对患者的情况进行保密。最后，感染者也可以在就诊时询问是否有相关公益性组织，以便在更专业的机构了解疾病的相关知识，从医学上获得慰藉，与其他病友沟通互助。

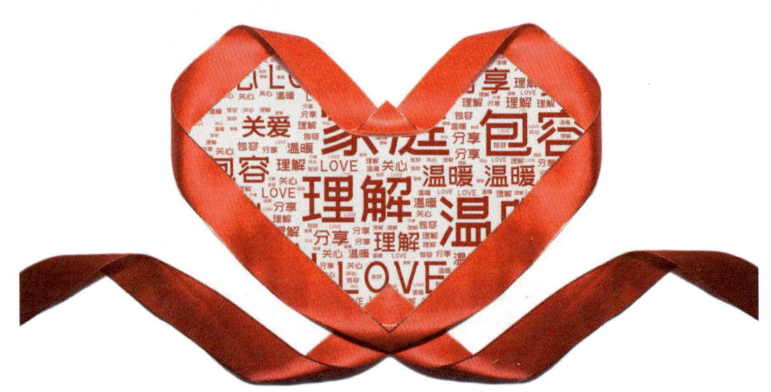

（二）正确寻找治疗资源并开展家庭预防

目前，感染者可前往当地疾控中心或经过认定的艾滋病定点医院接受高效抗反转录病毒治疗。感染者需要接受专科医生的治疗前评估和针对个人情况制订的个体化治疗计划，并接受定期随访和复查。

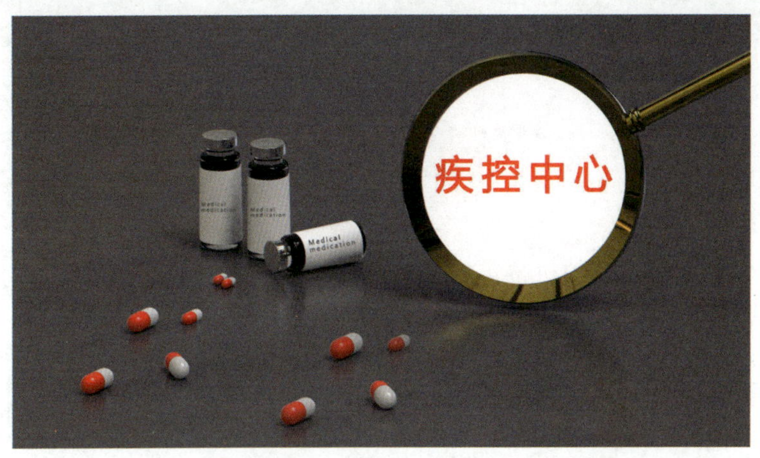

在家庭预防中，最重要的是预防性传播和母婴传播。除此之外，在日常生活中虽然无须特别关注，但应尽量避免与他人共用剃须刀、牙刷等个人生活物品，因为这些物品在皮肤或口腔黏膜破损的情况下可能存在传播艾滋病病毒的风险。

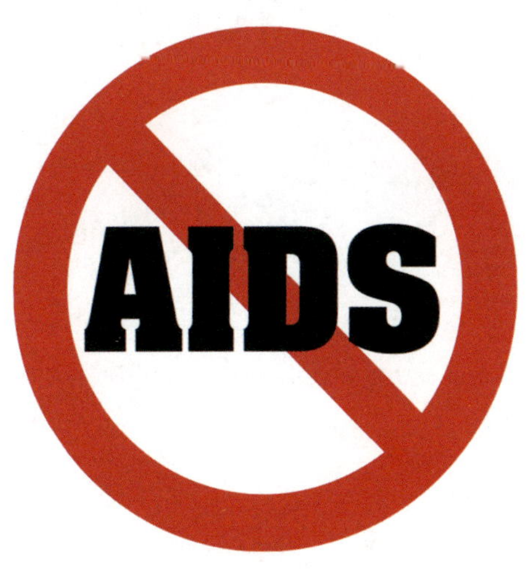